AF460622

SECONDE LETTRE

DE MONSIEUR

JANIN-DE-COMBE-BLANCHE

A MONSIEUR CADET,

Apothicaire de Paris, membre de l'académie royale des ſciences, commiſſaire des objets de ſalubrité, &c.

Prétendre que la vapeur des latrines est acide, 'est prononcer contre l'expérience; elle démontre u'elle est alkaline et très dangereuse à respirer; nfin, elle démontre que la chaux et les alkalis xes augmentent l'énergie du méphitisme, tandis ue les acides le détruisent.

Je fais profeſſion de ne rien avancer ſans preuve certaine. PASCAL.

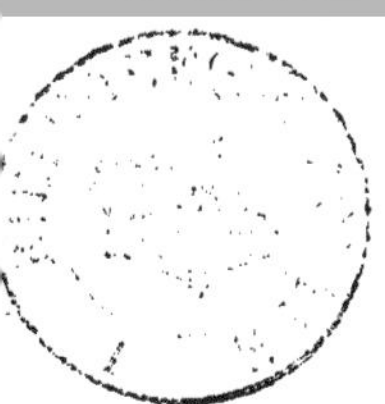

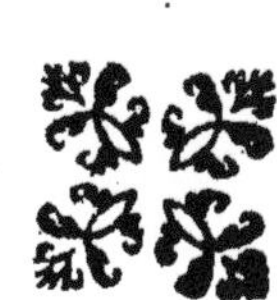

A VIENNE,

e l'imprimerie de la veuve VEDEILHIÉ;

Et ſe trouve chez les principaux Libraires.

AVEC APPROBATION ET PERMISSION.

M D CC L XXX III.

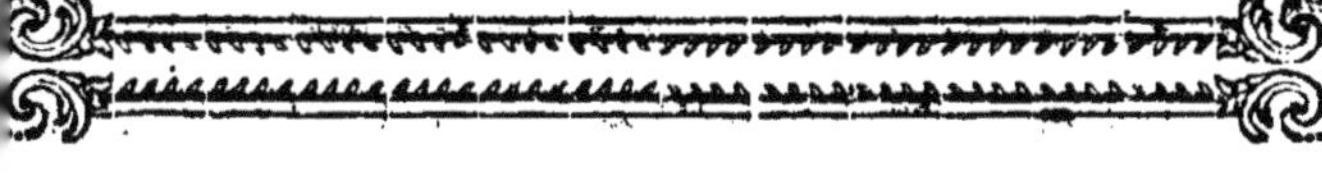

SECONDE LETTRE A M. CADET.

La vapeur des fosses n'est pas acide.

LE journal de Physique, novembre 1782, a annoncé que M. Lavoisier a reconnu que « la vapeur des fosses » est acide ; que les acides versés sur cette matière » dégagent une énorme quantité de gaz acide méphitique, et que les alkalis caustiques retiennent au » contraire ce gaz » ; tandis que vous, Monsieur, vous avez fait imprimer que le vinaigre neutralise l'alkali volatil des latrines : des assertions si contradictoires sont une forte présomption qu'un de nous deux est dans l'erreur. Pour distinguer le vrai du faux ayons recours au flambeau de l'expérience et de l'observation, nos seuls et uniques guides dans les ténèbres qui nous environnent. Je vous ai prouvé dans ma précédente lettre, par des faits nombreux, que la matière putride fournit abondamment de l'alkali volatil, qui est la cause efficiente de la puanteur. Je vous ai prouvé que *les alkalis caustiques* augmentent l'infection en développant ce sel volatil. Puisque M. Lavoisier soutient la négative, ceci mérite d'être bien examiné. Quant à vous, Monsieur, vous êtes convenu que les matières putrides sont alkalines ; bien plus, lorsque M. Roderer vous a soutenu que la bile étoit acide, vous avez constaté par un nombre d'expériences, insérées dans les mémoires de l'académie 1769, qu'elle est alkalescente ; entr'autres « vous avez eu la patience » d'examiner, de quart d'heure en quart d'heure, » l'effet de la bile sur le papier bleu, jusqu'à ce » qu'elle fût parvenue à la fermentation putride ; » vous n'avez pu trouver (assurez-vous) un instant » où elle l'ait rougi, et où par conséquent elle ait » pu être soupçonnée de la plus petite acidité » : or personne n'ignore que la bile abonde dans la matière fécale. « La vapeur alkaline de l'urine (dit la » société de médecine) devient sensible à la vue en » approchant un flacon d'acide sulfureux ; l'acide en » la neutralisant la change en fumée très visible, et » ce changement est d'autant plus rapide que l'alkali » est plus développé (1) ». Procédez à cette expérience sur la vapeur des latrines, l'union de l'acide et de l'alkali volatil sera si frappante, par un nuage blanchâtre, qu'elle vous prouvera sans replique que la vapeur des fosses n'est pas acide. Le gaz inflammable des latrines n'est pas du tout acide, d'après le témoignage de la société de médecine (2). Quant à la masse putride, il est certain qu'elle ne contient point d'acides ; le célèbre M. Macquer nous en fournit la preuve. Les matières des fosses d'aisances (dit-il) devroient contenir une quantité énorme d'acides nitreux, cependant il n'en est rien ; car ces matières, quelque vieilles qu'elles soient, ne sont point nitrées lorsqu'on les retire de leurs fosses, eussent-elles cent ans et plus d'antiquité (3). Un autre membre de l'académie, M. Cornette,

(1) *Tome 3, p. 491.*
(2) *Ibid. t. 1, p. 192.*
(3) *Dict. de chym. t. 3, p. 19.*

fournit une nouvelle preuve que les matières putrides n'ont pas la moindre acidité, pas même lorsque la putréfaction est finie.

« Depuis plus de huit ans on avoit mis (dit-il) » dans un pot de terre vernissé des matières animales; » on avoit enterré ce pot; lorsqu'il fut retiré on délaya » dans l'eau la terre qui en provint, elle avoit perdu » toute sa mauvaise odeur, signe certain que la putré- » faction est achevée : la liqueur mise en évaporation » n'a donné aucun indice de l'existence du salpêtre ». On ne prouvera jamais (dit Meyer) que l'alkali volatil soit la partie constitutive de l'acide nitreux (4). Toutes ces autorités, tous ces faits concourent à prouver, en y réunissant ceux contenus dans ma précédente lettre, que la matière des fosses est alkalescente. Où est donc l'acide méphitique que M. Lavoisier prétend exister dans les matières putrides ? Il ne s'agit pas ici d'opinion ; car la chymie (dit M. Baumé) est entièrement fondée sur l'expérience. Voyons donc sur quelles expériences est fondée celle de M. Lavoisier (5). Dans son rapport de 1776, il a dit « qu'aucun chy- » miste n'a pu saisir dans l'urine putride le moment » d'acidité, au contraire elle donne des signes d'alka- » lescence (6) » ; tandis que dans son rapport de 1778, il a avancé que « la matière des fosses est » acide », et cela avec si peu de fondement, que les expériences qu'il y a inserées prouvent évidemment le contraire. Les voici.

(4) *Mém. sur le salp. p. 10. Essais chym. p. 366.*

(5) *Chymie expér. t. 1; avertissem. page iij.*

(6) *Recueil de mém. sur le salp. p. 391.*

Première expérience. M. Lavoisier « fit mettre de » la vanne dans une tinette, il y versa de l'esprit de » vitriol; il se fit sur le champ une violente effervescence » ; *p. 93*. Qu'a-t-il conclu de cette expérience? « La présence (dit-il) des alkalis dans la » matière des fosses est démontrée par l'effervescence » étonnante que cette matière fait avec l'esprit de » vitriol » ; *p. 99*. Cette conclusion est diamétralement opposée à ce que M. Lavoisier a lu à l'académie en 1782. Je le prie de m'expliquer comment les acides, versés dans les fosses, peuvent dégager une énorme quantité de gaz acide méphitique, puisqu'il a prouvé une seconde fois le contraire dans son rapport de 1778. Il y est dit « que l'acide vitriolique diminua l'odeur » des gadoues, au dire même du peuple assemblé » qu'il consulta sur cette question de fait » ; *p. 93*. Donc les acides ne dégagent pas une énorme quantité de gaz acide méphitique; au contraire, ils diminuent l'odeur au dire même du peuple : c'est ainsi qu'il a accumulé les preuves qui le mettent en contradiction avec lui-même.

Seconde expérience. « On remplit un gobelet d'eau » de chaux, qu'on suspendit pendant un quart d'heure » sur la surface de la matière, sans qu'il y eût de » précipitation » ; *p. 88*. Pourquoi cela? « Parce » que les alkalis fixes ou volatils (dit le savant M. » Macquer) ne précipitent nullement l'eau de chaux (7) ». M. Lavoisier a fait plusieurs expériences qui le prouvent: « donc la présence des alkalis, dans la matière des » fosses, est démontrée » ; cependant ce chymiste

(7) *Dict. de chym. tom. 1, p. 367.*

utient qu'elle est de nature acide (8). Cela est si ntradictoire, que l'académie a fait imprimer en 1700 ue les moindres acides précipitent l'eau de chaux. . Macquer est de ce sentiment (9). Il n'y a donc s le *moindre acide* dans les fosses ; car au témoignage M. Lavoisier « l'eau de chaux ne s'y est pas précipitée ». Voilà six preuves péremptoires contre i, et toutes les six sont fournies par M. Lavoisier.

Troisième expérience. De la chaux en poudre a gagé *de la vanne* l'alkali volatil ; *p. 91*. La conséquence que M. Lavoisier a tirée de cette expérience de chaux, qui est un *alkali caustique*, mérite d'autant us d'attention, qu'elle renverse de fond en comble n hypothèse de l'acide qu'il prétend exister dans latrines.

« La mitte (dit M. Lavoisier) est un picotement douloureux dans les yeux, qui deviennent rouges et enflammés. Cet accident n'est vraisemblablement occasionné que par l'alkali volatil ; ainsi loin que la chaux puisse garantir de la mitte, elle doit au contraire l'augmenter, parce qu'elle décompose les sels urineux ammoniacaux contenus nécessairement dans la matière fécale » ; *p. 105* : donc la vapeur éphitique des fosses n'est pas acide. M. Lavoisier vient de us démontrer qu'elle est alkaline, et que l'alkali volatil use des accidents graves, tels que la mitte, l'asphixie la mort (10). M. Cadet l'a prouvé en faisant périr s oiseaux et un chat, qu'il a exposés un instant à

(8) *Opuscul. ch. p. 243.*

(9) *Dict. de chym. t. 2, page 282.*

(10) *Opusc. ch. p. 254.*

cette vapeur (11) : nombre d'ouvriers en ont été les victimes; et comme je marche dans une autre route que ces Messieurs, je n'avance rien sans preuve. Il résulte de tous ces faits que « les alkalis caustiques ne neu- » tralisent point la vapeur méphitique ». L'académie en est si persuadée, qu'elle a dit dans son rapport de 1779 « si après l'ouverture de la fosse on y répand de » la chaux, il ne faut y descendre pour travailler » qu'après un temps suffisant, pour que la réaction » de ce mêlange soit finie ». Pourquoi indique-t-elle cette précaution ? Parce qu'elle connoît les funestes effets de l'alkali volatil putride. Cela est si vrai, qu'elle ajoute : « il n'est pas besoin de dire qu'il seroit dangereux de » jeter de la chaux dans une fosse où il y auroit des » personnes asphixiées » ; *p. 19*. Elle a raison, car le développement d'une plus grande masse de l'alkali volatil acheveroit de les tuer d'autant plus promptement, que « l'alkali volatil dégagé par la chaux (dit » M. Macquer) produit des irritations, des corrosions » assez violentes sur les organes des animaux pour » les rendre malades, et même pour les faire périr ». Ce danger est si éminent, que M. Cadet assure que « la chaux vive dissipe tout alkali urineux : la puanteur » augmente, sur le champ, au dernier degré; mais » tout est passé (dit-il) au bout de deux jours (12) ». MM. Baumé et Cornette ont vérifié que la chaux développe encore six mois après sa projection l'alkali volatil de la masse putride (13) : donc l'alkali putride

(11) *Rapport de 1778*, *p. 71.*

(12) *Dictionn. de chym. tome 3, page 273.*

(13) *Instit. de chym. t. 1. p. 170.*

ne peut être évaporé en deux jours par l'action de la chaux ; donc il est dangereux d'en verser dans les latrines dans l'instant qu'on veut y travailler ; c'est donc avec connoissance de cause, que la société de médecine a publié que « les alkalis ne neutralisent » point le gaz méphitique » ; *t. 1*, *p. 105* : ce qui est confirmé par ce que M. Lavoisier a inséré dans son rapport de 1778. « A l'égard de la chaux (dit- » il) il en faut une trop grande quantité pour saturer » le principe odorant : pendant la saturation ces éma- » nations infecteroient toujours le voisinage, *p. 108*, » en décomposant les sels urineux ammoniacaux d'où » résulte l'alkali volatil : ainsi loin que la chaux puisse » garantir des accidents, elle doit au contraire les » augmenter » ; *p. 105*. Comment après un aveu aussi positif, M. Lavoisier a-t-il pu avancer que les *alkalis caustiques*, tels que la chaux, *détruisent le gaz méphitique !* Mais son rapport de 1776 prouve le contraire ; car il a dit que M. Simon a reconnu que « la chaux accélère la putréfaction de l'urine » : elle ne peut accélérer la putréfaction, et détruire le gaz méphitique (14).

Cette contradiction est si frappante, que je ne conçois pas comment un chymiste tel que M. Lavoisier a pu y tomber ; c'est d'autant plus étonnant, qu'il a eu sous ses yeux, en qualité de commissaire, les mémoires de M. Cornette en 1779. Il y a lu « qu'un mélange de » chaux et d'urine a développé pendant six mois une » odeur très forte d'alkali volatil », *p. 42* ; il y a lu

---

(14) *Mém. sur le salp. p. 556.*

encore « qu'un mélange de huit onces de ſel ammoniacal » vitriolique, de ſix livres de chaux éteinte, et de » ſix livres de crottin de cheval » *p. 14*, a produit « pendant ſix mois une odeur très fétide et très désa- » gréable » *p. 15*; odeur que M. Cornette qualifie de *nuisible*, *p. 57* : la chaux ne remédie donc point à la vapeur putride, puisqu'elle la développe ; elle ne remédie point non plus au phlogistique ou principe inflammable qui s'exhale ſans cesse des fosses d'après le témoignage de M. Lavoisier (15); car les alkalis (dit M. Macquer) ſont incapables de fixer le gaz inflammable. La ſociété de médecine est de ce ſentiment (16). Vos expériences ont mis cette vérité en démonstration (17): vous avez pénétré de chaux la matière des latrines, cela n'a pas empêché la vapeur de prendre feu, et de former au dessus du fourneau ventilateur une flamme qui étoit un brandon constant qui s'élevoit à deux ou trois pieds; *ibid. p. 33*. M. Lavoisier ne peut l'ignorer, puisqu'il l'a consigné dans ſon rapport de 1778; *p. 73*. Si la chaux et les alkalis fixes détruisoient la vapeur méphitique, M. Lavoisier auroit-il dit dans le même rapport : « les fosses où l'on fait couler l'eau des blan- » chisseuses ſont plus dangereuses que celles dont les » matières ſont homogènes » ; *p. 56 et 63*. Il ſait très bien que le ſavon est un composé d'alkalis fixes; néanmoins ce chymiste les a déclarés, avec juste raison, dangereux, et actuellement il prétend qu'il remédie au méphitisme; tandis que vous avez fait imprimer en 1778

---

(15) *Rapport de 1778, p. 98.*

(16) *Dictionn. de chym. tome 2, page 46.*

(17) *Mém. de 1776, p. 192.*

que l'eau des blanchisseuses accroît le méphitisme (18). Il y a apparence que M. Lavoisier avoit perdu votre ouvrage de vue, ainsi que fon rapport de 1776 et 1778; enfin, il avoit perdu de vue l'ouvrage de M. Cornette et fes opuscules chymiques, dans lesquels il a inséré un nombre d'expériences qui achèvent de le convaincre que ce qu'il a avancé en 1782 est une opposition avec fes propres expériences, et celles des auteurs que je viens de lui opposer. C'est par elles que j'ai prouvé, et par les conséquences qu'en a déduites M. Lavoisier, que les *alkalis caustiques*, bien loin de détruire la vapeur méphitique des fosses, en augmentent au contraire les dangereux effets. Les expériences de MM. de Lassone, Macquer, Cornette, Baumé, Simon et de-Fourcroy, achèvent de le prouver. Les vôtres ne fouffrent point de replique. Il me reste à lui opposer des faits irrésistibles; mais auparavant il faut favoir fi la chaux a eu plus de fuccès fur le gaz méphitique crayeux: ouvrons *les opuscules chymiques* de M. Lavoisier; il y a consigné les faits et les résultats.

Afin d'avoir un point fixe de comparaison, ce chymiste a d'abord fait des expériences fur ce gaz méphitique. Première expérience. Il y a introduit « un jeune moineau, à peine avoit-il atteint le fond du bocal qu'il » est tombé fur le côté, il n'a pu le rappeler à la vie »; *p. 303*. Seconde expérience. « Un rat y a péri avec » une espèce de mouvement convulsif »; *ibid.* Troisième expérience. « Un moineau, une fouris et un rat » y font morts presque fur le champ »; *ibid.* Quatrième

(18) *Observ. fur les fosses, p. 31.*

expérience. « Une bougie ou une chandelle allumée, » à peine étoit-elle parvenue à l'orifice du bocal, » qu'elle s'est éteinte en un clin-d'œil ». Cinquième expérience. « Un charbon ardent, plongé dans le même » air, y devint noir sur le champ »; *ibid.*

Après ces expériences, M. Lavoisier a procédé à celles que voici. Sixième expérience. « Lorsque le gaz » méphitique (dit-il) a été dépouillé de sa partie » fixable par la chaux, il y a introduit un jeune » moineau : au bout d'une demi-minute sa respiration » a paru difficile, il ouvroit le bec, et au bout d'une » demi minute il est tombé sur le côté » ; *p. 309.* Septième expérience. « Une petite bougie que M. » Lavoisier a descendue dans le gaz, s'y est éteinte » à l'instant »; *p. 310.* Huitième expérience. « Un » rat ayant été mis dans cet air y a demeuré assez » tranquillement dans le premier instant, ensuite il a » paru souffrir; au bout de trois ou quatre minutes il est » resté sans mouvement et comme mort »; *p. 312.* Neuvième expérience. « Une bougie allumée, plongée » dans le même air, s'y est éteinte à l'instant » ; *p. 313.* M. Lavoisier observe que « la quantité d'air » fixe pour remplir le bocal s'est trouvée de cent vingt » pouces, et que l'eau de chaux en avoit absorbé cin- » quante-quatre pouces »; *ibid.* Ainsi ce gaz méphitique devoit être bien certainement saturé de chaux. Voyons s'il a détruit les dangereux effets du méphitisme. Dixième expérience. « Le même rat fut introduit dans » cet air par M. Lavoisier. Il a paru (dit-il) y souffrir » beaucoup davantage ; en moins d'une minute il est » tombé sur le côté. M. Lavoisier l'a retiré, mais il » étoit mort »; *p. 314.* Onzième expérience. « Une

» ſouris introduite dans cet air y a péri en un tiers » de minute »; *ibid.* L'ouvrage de M. Lavoisier est le regître mortuaire des animaux qu'il a fait mourir dans le gaz méphitique. Malgré tant de preuves du non ſuccès des alkalis caustiques, ce chymiste prétend qu'ils ſont avantageux contre le méphitisme; mais ſes expériences prouvent évidemment le contraire : les animaux y ſont morts, les lumières s'y ſont éteintes. Que faut-il de plus pour anéantir ſon assertion ? Il n'a pas été plus heureux lorsqu'il a prétendu que la matière des fosses est acide, puisque ſes expériences et les conséquences qu'il en a tirées ont démontré le faux de ce paradoxe. Malgré tant de faits constatés, vérifiés pendant plus de cinq années, et imprimés par M. Lavoisier, il ne cesse de ſoutenir que *la vapeur des fosses est acide*; cependant M. l'abbé Fontana, célèbre physicien, lui a prouvé le contraire; car il a essayé innutilement de faire une eau acidulée avec la vapeur méphitique qui s'exhale des matières en putréfaction.

Les confrères de M. Lavoisier, MM. Macquer, Baumé, Cornette, Sage et Cadet, lui ont démontré que la vapeur des latrines n'est point acide, qu'elle est au contraire un alkali volatil très dangereux à respirer (19); enfin la ſociété de médecine et plusieurs de ſes membres, tels que MM. Mauduit, Paulet, de-Fourcroy et Hallé, lui ont prouvé, l'un que l'alkali volatil putride propage la peste, l'autre que cet alkali est cause mortelle (20); M. de-Fourcroy que « les alkalis caus» tiques développent une odeur alkaline putride insup-

(19) *Ricer. fiss. ſopra l'aria. fissa.*

(20) *Maladie épizotique*, p. 204, 207.

» portable, et que cette vapeur tue les animaux et
» éteint les corps enflammés (21) ». M. Hallé atteste que l'alkali putride l'a rendu malade.

Ce concours de faits et de preuves n'a pas empêché M. Lavoisier de soutenir en pleine académie que la vapeur des fosses est acide, et il l'a soutenu malgré que ses propres expériences lui ont démontré le contraire (22): certainement des faits bien constatés doivent prévaloir sur une opinion démentie par toutes les expériences. D'où peut donc provenir l'erreur de M. Lavoisier? Voici ce qui peut y avoir donné lieu. Depuis que le célèbre M. Priestley a publié ses expériences sur l'air fixe, quelques physiciens ont cru de le trouver partout. M. Lavoisier a imaginé qu'il étoit la cause de l'infection des latrines. « L'air fixe (dit-il) provient des matières
» végétales et animales en fermentation, d'où résulte
» l'odeur insupportable que les tuyaux des commodités
» répendent en certain temps; c'est-à-dire, lorsque les
» matières fermentent et que l'acide se dégage plus
» ou moins abondamment. » Comment a-t-il pu hazarder un tel paradoxe, puisque l'eau de chaux lui a prouvé que ces matières n'ont pas la moindre acidité (23)? Un des confrères de M. Lavoisier va lui démontrer son erreur. « L'air qui a servi à la respiration des animaux
» (dit M. Macquer) celui dans lequel se fait la
» putréfaction, devient plus ou moins gazeux et
» méphitique, et sur-tout pernicieux aux animaux;
» mais comme ces fluides aériformes sont des éma-

(21) Leçon de chym. t. 2, p. 755.

(22) Mém. de la soc. de méd. t. 3, p. 492.

(23) Rapport de 1778, p. 99.

» nations de plusieurs ſubstances hétérogènes, ils diffèrent à plusieurs égards de l'air fixe (24) ». Cette différence est telle, que « les animaux qui périssent » dans l'air fixe (dit-il) n'éprouvent ni larmoyement, » ni toux; tandis que l'alkali volatil, qui accompagne » l'odeur des matières putréfiées des cabinets d'aisances, » excite la toux et irrite les yeux au point d'en tirer » des larmes (25) » : voilà d'abord des ſignes qui les distinguent. Mais les vapeurs putrides diffèrent à tel point de l'air fixe, que M. Macquer affirme « qu'en » qualité d'acide très volatil, très pénétrant et aériforme, » l'air fixe ſature et émousse les principes alkalescents » et exhaltés par la putréfaction, fait disparoître en » conséquence la mauvaise odeur : cela est confirmé » (dit-il) par l'expérience (26) ». Cet exposé est bien différent de ce que prétend M. Lavoisier (27). Pour achever de le convaincre de ſon erreur, je vous prie de prêter l'oreille à ce que dit à ce ſujet l'illustre M. Priestley.

« La puanteur (dit-il) prouve assez que ce n'est pas » de l'air fixe, car celui-ci a une odeur agréable; il » cause dans la bouche et dans les narines un picotement qui plait infiniment ».

Tandis que M. Lavoisier prétend *que l'odeur agréable* de l'air fixe est de même nature *que l'odeur insupportable des latrines* (28) : on voit bien qu'il n'est pas heureux dans ſes recherches ni dans ſes comparaisons. M. Priestley va achever de le lui prouver.

---

(24) *Dictionn. de chym. t.* 2, *p.* 292.
(25) *Ibid. t.* 4, *p.* 275.
(26) *Ibid. t.* 3, *p.* 283.
(27) *Ibid. t.* 2, *p.* 303.
(28) *Expér. ſur l'air fixe, t.* 1, *p.* 108.

Ayant « reconnu (dit-il) par plusieurs expériences » que l'air putride est un être tout à fait distinct de » l'air fixe, et sachant par les expériences du docteur » Macbride que l'air fixe corrige la putréfaction » (M. Lavoisier dira-t-il que l'air fixe augmente la putréfaction? MM. Macquer et Priestley viennent de lui prouver le contraire; mais cette différence va être plus frappante par l'exposé que voici :) « je fus » (dit encore le savant M. Priestley) confirmé dans cette » opinion par au moins cinquante ou soixante exemples, » dans lesquels l'air rendu nuisible au plus haut degré » par la putréfaction fut tellement adouci par un mélange » d'air fixe, que les souris y vivoient dès-lors très » bien, tandis qu'auparavant elles y mouroient (29) ». Quelle différence! Que M. Lavoisier compare ses expériences avec celles de M. Priestley. Un foible acide tel que l'air fixe a corrigé l'air putride, au point que les animaux y ont vécu très bien; au contraire les *alkalis caustiques* n'ont pu empêcher les animaux de perdre la vie dans le gaz méphitique, et les lumières de s'y éteindre : voilà des résultats diamétralement opposés; néanmoins M. Lavoisier célèbre ceux-ci au détriment des acides qui ont très bien réussi. J'ose annoncer que quelques efforts qu'on fasse, on ne pourra jamais porter atteinte à des faits bien constatés, à des faits qui prouvent invinciblement que les acides sont seuls les vainqueurs du méphitisme. M. Lavoisier n'a pu l'ignorer, puisqu'il en a parlé nombre de fois dans son précis historique sur les différents gaz, en faisant mention des expériences de MM. Macbride, Priestley, de-Smeth et Clavindich.

(29) *Expér. sur l'air fixe*, t. 1, p. 128.

On

« On ne peut pas aller contre des faits (dit M. » Cornette) puisqu'ils paroissent si généralement établis (30). L'acidité de l'air fixe (dit-il) est certaine; » toutes les expériences le prouvent ; tandis que les » matières putrides fournissent une odeur très forte » d'alkali volatil ; *p. 42*. Contester des faits , c'est se » refuser à l'évidence (31)». Envain M. Lavoisier niera les principes les mieux démontrés ; envain contredira-t-il ses propres expériences et les conséquences qu'il en a déduites, cela n'empêchera pas que la vérité ne soit la vérité. L'expérience sera toujours contre lui, elle répètera sans cesse :

« La présence des alkalis, dans la matière des fosses, » est démontrée par l'effervescence étonnante que cette » matière fait avec l'esprit de vitriol ; ainsi loin que la » chaux puisse garantir de la mitte ni de l'asphixie (32), » elle doit au contraire l'augmenter, parce qu'elle décom» pose les sels urineux ammoniacaux contenus nécessairement dans la matière fécale , d'où proviennent » l'alkali volatil et les accidents qui en résultent „ ; *p.* 105. D'après ces principes incontestables « le vinaigre » paroit agir plus directement dans l'accident du » plomb , qui est le dernier degré du méphitisme ; » ce qui est prouvé par l'expérience de M. Lavoi» sier » *p. 53*. Car un vuidangeur « nommé Cholet, » fort et bien constitué, ayant éprouvé les funestes » atteintes de l'odeur infecte d'une fosse, quoique dans » un local très favorable et malgré l'emploi des alkalis » caustiques , M. Lavoisier administra, conjointément

(30) *Mém. sur le salp.* 1779, *p.* 40.

(31) *Ibid. p.* 50.

(32) *Rapp. de* 1778, *p.* 99.

» avec M. Cadet, du vinaigre à cet asphixié »; il ouvrit les yeux pour revoir la lumière, dont il auroit pu être privé à jamais sans ce merveilleux acide, p. 95: nouvelle preuve que la vapeur méphitique des fosses n'est pas acide; car un acide ne peut neutraliser un autre acide. Cette règle de l'art est incontestable. *Morbi tollentur contrariâ causâ.* VAN-LINNÉ. Le vinaigre ne dégage donc pas un *gaz acide méphitique*, ainsi que le soutient M. Lavoisier. Comment ce chymiste a-t-il pu hazarder un paradoxe que ses expériences anéantissent? comment concevoir qu'après avoir exhalté le vinaigre en 1778, il ait voulu le proscrire en 1782? Il a affirmé que cet acide a détruit le méphitisme chez Cholet, et il prétend aujourd'hui que le vinaigre augmente le méphitisme : puisque cet acide rappelle à la vie, il ne peut donc pas la faire perdre. Le vinaigre ou le méphitisme ont-ils changé de nature? Ce qui est le même (dit LOCKE) n'est pas différent.

Voilà le pour et le contre de ce qu'a fait imprimer M. Lavoisier en 1774, 1776, 1778 et 1782. Il est évident qu'il n'a donné d'autres preuves que sa parole sur la prétendue acidité de la vapeur des fosses, tandis qu'il a prouvé irrévocablement, par un nombre d'expériences décisives que l'alkali volatil putride est très dangereux à respirer, et que le vinaigre en détruit la malignité. Ces faits sont d'autant plus convaincants, qu'ils sont tous d'une égale force. Jamais la vérité n'a été étayée par un si grand concours de preuves. Néanmoins M. Lavoisier soutient la négative de sa propre démonstration. C'est donc avec raison que « l'illustre M. Priestley a dit » à M. Lavoisier qu'il sera convaincu de l'imperfection » de sa théorie, et de l'erreur à laquelle elle l'a conduit,»

L'avis de ce grand homme n'a pas encore produit son effet (33). Il nous reste un moyen pour ramener M. Lavoisier dans le sentier de la vérité ; c'est de continuer à lui prouver que les accidents qui surviennent dans les fosses n'ont lieu que par l'alkali volatil putride, et que l'emploi de la chaux en augmente le danger. MM. Lavoisier et Cadet vont me fournir encore des faits qui le démontrent.

« Le plomb (disent-ils) ne va jamais sans la mitte » et l'accompagne toujours (34) ». M. Lavoisier vient de nous prouver que la mitte n'a lieu que par l'alkali volatil ; « or si la mitte accompagne toujours l'accident « du plomb (35) » l'asphixie n'a donc pour cause que l'alkali volatil. Mais quels sont les symptomes de la mitte ? M. Cadet va nous en instruire.

« Dans la mitte le nez commence à être pris ; à » l'enchifrement se joint bientôt une douleur dans le » fond de l'œil, les paupières deviennent rouges et » enflammées : c'est la mitte simple. La mitte grasse » répand sur la vue une espèce de voile, l'ouvrier est un » ou deux jours dans une cécité absolue, accompagnée » de douleurs et d'inflammations considérables (36) ». Voilà d'abord les maladies causées par l'alkali volatil des fosses, dont furent atteints les vuidangeurs pendant nos expériences en 1778, en présence de M. Lavoisier. Mais qu'a-t-on fait dans ce temps-là pour les prévenir et y remédier, lorsque ces infortunés étoient dans la souffrance et aveuglés ? Rien de favorable. En voici la preuve. « Nous pensâmes (dites-vous) à faire respirer

(33) *Expér. sur l'air fixe,* 3, p. 143.

(34) *Observations sur les fosses*, page 9.

(35) *Rapp. de* 1778, *p.* 51.

(36) *Ibid. p.* 9 *et* 10.

» de l'alkali volatil fluor à des ouvriers qui fortoient
» de la fosse pris de la mitte, *p. 10*; mais ils avoient
» toujours besoin d'aller respirer l'air quelques minutes,
„ avant d'être en état de reprendre leur travail „; *p. 11*. Comment! un chymiste augmentoit le développement de l'alkali volatil par l'action de la chaux et il vouloit le neutraliser avec l'alkali volatil! Il ignoroit donc la loi des affinités chymiques. Il ne connoissoit donc pas les tables des affinités de MM. Geoffroi et Gellert (37). Il ne fe rappeloit donc pas le principe d'Aristote : *Contraria contrariis curantur*, prob. 1 (38)? Vous n'aviez donc pas lu l'ouvrage de votre confrère, M. Sage, fur l'alkali volatil fluor. " Le même alkali (dit-il)
„ falubre en bien des cas, peut devenir nuisible fi l'on
„ s'en fert mal-à-propos; lorsqu'il y a, par exemple, des
„ miasmes putrides „; *p. iij*. Mais ces non-fuccès vous auront fans doute fait revenir de votre erreur. Point du tout. Vous avez toujours eu à la main l'alkali volatil: plus l'expérience vous démontra que ce moyen étoit nuisible, plus vous en fîtes usage; c'est vous-même qui en fournissez la preuve. " La mort (dites-
„ vous) ou asphixie fubite, n'est que trop fouvent la
„ première impression que reçoit le vuidangeur des
„ fosses plombées. Nous leur avons (assurez-vous)
„ fait respirer l'alkali volatil, fans nous appercevoir
„ que ce fecours leur ait été d'une utilité fensible „; *p. 12*. Comment auroit-il pu l'être, puisque M. Sage affirme que ce moyen est nuisible lorsqu'on a à combattre les vapeurs putrides? vapeurs qu'il déclare alkalescentes. Nouvelles preuves que l'asphixie des vuidangeurs n'a

---

(37) *Chym. mét.* | (38) *Mém. de l'ac. 1718.*

pour cause que l'action suffocante de l'alkali volatil, ainsi que l'a expérimenté M. Lavoisier, et vous Monsieur, sur des animaux. Il est étonnant que les expériences réitérées avec l'alkali volatil, administré contre toutes les règles, pour guérir l'inflammation des yeux à des ouvriers attaqués de la mitte, ne vous ait pas fait appercevoir que ce moyen étoit contr'indiqué ; il est plus étonnant encore qu'après avoir fait inutilement usage de l'alkali volatil pour rappeler à la vie ces pauvres malheureux, vous ayez persisté dans votre opinion : cependant les ouvrages de MM. Macquer, Maret, Halles, Macbride, Priestley, Paulet, Baumé, Sage et Cornette, auroient dû vous rappeler dans les bons principes. Bien loin de là, vous avez toujours persisté à faire usage des moyens funestes. Lisons encore l'expérience que vous avez faite pour achever de le prouver. « Nous essayâmes (dites-vous) de „ faire respirer un ouvrier à travers une mousseline „ claire imbibée d'alkali fixe; cette expérience ne lui „ procura qu'une incommodité de plus, et le fit „ remonter plutôt que les autres „; *p. 45*.

Voilà bien des preuves démonstratives que les ouvriers ne sont malades dans les fosses que par l'alkali volatil; c'est donc avec raison que M. Lavoisier a dit : « Loin „ que la chaux puisse garantir de la mitte, elle doit „ au contraire l'augmenter, parce qu'elle décompose „ les sels urineux ammoniacaux contenus nécessairement „ dans la matière fécale „; *p. 105*. Si le méphitisme des fosses étoit *de nature acide*, ainsi que le prétend M. Lavoisier, il est certain que l'alkali fixe et volatil auroit parfaitement réussi : ces drogues ont été *nuisibles*, donc l'opinion de M. Lavoisier est contraire à toutes les expériences; car malgré l'emploi de la chaux les animaux ont perdu la vie dans le gaz méphitique, les bougies s'y sont éteintes, les vuidangeurs ont été attaqués de la mitte et de l'asphixie. Tous ces événements ont été vus par ses yeux, et ils n'ont pu le faire revenir de son erreur.

Cependant " les sens (dit l'académie) sont la seule voie „ par laquelle peuvent nous être transmises les connois- „ sances de fait et d'expériences, qui sont la base de la „ physique „; 1766. Si les sens sont infidèles (dit le chevalier Bacon) que deviendra la raison la plus intègre?

M. Cadet a fait imprimer, à côté des expériences et des faits que nous venons de rapporter, " qu'il a vu „ le méphitisme des plus mauvaises vannes réprimé par „ la chaux et l'action du feu „; *p. 40*. Ce que nous venons de lire prouve évidemment le contraire; mais puisqu'il contredit son propre aveu, joignons ici ce qu'a publié à ce sujet M. Lavoisier dans son rapport de 1778, ce qui achevera de faire connoître si la chaux remédie au méphitisme.

" Un ouvrier (dit-il) fut attaqué par le plomb, et „ sortit de la fosse; un second ouvrier ne s'en retira „ qu'à l'aide de ses camarades; enfin un troisième y „ tomba sans connoissances „; *p. 76*. La vanne épuisée, " le premier ouvrier qui descendit dans la fosse fut „ attaqué de la mitte et du plomb, le second eut le „ même sort „; *p. 81*. A une autre fosse " les ouvriers „ ayant commencé leurs travaux en présence de MM. „ Lavoisier et Cadet, un des ouvriers, nommé Choler, „ fort et bien constitué, tomba sans connoissance: on „ le transporta hors du cabinet du ventilateur „; *p. 95*. Deux seules expériences présentent six ouvriers qui ont été asphixiés en 1778, et cela malgré l'emploi des alkalis caustiques; et l'on soutient qu'ils sont avantageux! mais voilà des faits qui attestent le contraire. Bien plus, M. Gardane assure qu'il a vu *des ouvriers* qui sans avoir été asphixiés *ont eu les jambes perclues.*

L'événement de la fosse de la rue des Gravilliers à Paris, qu'on a voulu réparer le 19 juillet 1781, prouve encore que la chaux ne remédie point au méphitisme, puisque plusieurs maçons y furent asphixiés (39) : l'un d'eux n'a pu être rappelé à la vie ; *journal encyclopédique, premier septembre 1781.* Le ventilateur, le feu et la chaux n'ont donc pas détruit le méphitisme de toutes ces fosses. Ces moyens n'ont pas été plus heureux à l'égout de la porte de Saint-Antoine le 8 juin 1781, puisque, au rapport de M. Gardane, " quatre ouvriers ,, en sont morts, et cinq autres ont manqué d'être ,, asphixiés ,, ; *ibid. p. 65.* Malgré cette cruelle catastrophe, et quoique vous eussiez multiplié les fournaux chargés de feu et augmenté la chaux, M. Gardane dit que " de sept ouvriers quatre ont manqué d'en être la ,, victime. Mais (direz-vous) pourquoi de sept ouvriers ,, quatre seulement ont-ils manqué d'être asphixiés ,, ? M. Gardane répond : c'est que " des trois restants, ,, l'un étoit sorti cinq minutes avant l'accident ; et des ,, deux autres, l'un étoit à côté du fourneau et l'autre ,, le conduisoit ,, ; *ibid. p. 68.* Cet exposé prouve que le feu n'a d'action que dans la sphère circonscrite de son activité, et rien au-delà. Faites attention que ce n'est point en raison de la chaleur qu'il agit contre la vapeur méphitique, mais par l'acide qu'il dégage des corps combustibles (40). Voici une nouvelle preuve. Les caves de

(39) *Catéchisme sur les asph. p. 112.*

(40) *Expl. sur l'alkali volat. de M. Sage, p. iv.*

plusieurs maisons voisines du cimetière de Rimerceux furent infectées par les vapeurs cadavéreuses ; " les „ lumières (dit M. Gardane) y furent éteintes, deux „ tonneliers manquèrent d'y périr (41) ; plusieurs pouces „ de chaux vive furent étendus sur le sol, un fourneau „ ventilateur rempli de feu y fut placé „. Eh bien ! la vapeur infecte ne se dissipoit (assure M. Gardane) " que d'autant que le feu étoit en action (42) ; dès le „ moment qu'on retiroit le fourneau ces souterrains „ devenoient inabordables, à tel point qu'un contre- „ mur élevé dans l'intention d'intercepter la moffète ne „ produisit aucun effet „ ; *ibid. p. 72.* Certainement vous ne vous inscrirez pas en faux contre l'écrit de M. Gardane; car vous avez annoncé le même événement, avec les mêmes circonstances : dans votre journal de Paris, du 14 décembre 1780, vous avez dit encore plus que ce médecin; vous y avez inséré que *le mal étoit sans remède*: c'est donc vous-même qui avez déclaré la chaux et le feu insuffisants contre les vapeurs méphitique. *Le mal étoit sans remède.* Cette déclaration de M. Cadet n'a pas besoin de commentaire. Puisque vous n'aviez pas de remède à ce mal, il falloit le chercher; j'ai prouvé qu'il réside dans les acides : c'est par leurs moyens que l'illustre M. de-Morveau est parvenu à Dijon à désinfecter une église que les émanations cadavéreuses, développées par l'action de la chaux, avoient rendue inabordable : c'est par le moyen du vinaigre que le vuidangeur Cholet a revu le jour : c'est par l'acidité de l'air fixe que MM. Macbride, Priestley et Macquer

---

(41) *Pringle, maladies des armées, t. 2, p. 172.*

(42) *Voyez le mém. de M. le duc de Chaulnes,*

ont détruit l'alkalescence putride. Enfin les acides sont si efficaces, que vous-même en avez fourni plusieurs preuves insérées dans les mémoires de l'académie de 1767; vous y avez annoncé que M. Macbride a obtenu " de la bile un esprit volatil qui avoit une odeur fétide, " et sur-tout très piquante. L'acide vitriolique affoiblit " (dites-vous) le piquant et la fétidité ". Dans le même volume, on y trouve que vous avez fait des expériences *sur la sonde de Varech*; vous assurez en avoir détruit la mauvaise odeur avec le plus foible des acides. " Il est aisé de sentir (dites-vous) que cette " odeur forte et désagréable lui a été enlevée par la " crême de tartre ". Vous avez donc déclaré les acides antifétides; votre conviction étoit d'autant plus forte, que vous avez dit dans vos observations sur les fosses " que " l'acide sulfureux est capable de corriger les dispositions " putrides de l'atmosphère (43) ". C'est très singulier: vous avez déclaré les acides antiputrides, et lorsque je les annonce pour tels, vous prétendez qu'ils ne le sont pas. C'est donc avec raison que Molière a dit dans son *Misantrope:*

> L'honneur de contredire a pour lui tant de charmes,
> Qu'il prend contre lui-même assez souvent les armes:
> Et ses vrais sentiments sont cambattus par lui,
> Aussi-tôt qu'il les voit dans la bouche d'autrui.

Ce n'est pas étonnant, lorsqu'on a été à la porte de la plus belle découverte sans s'en appercevoir; et cela après avoir éprouvé les acides avec succès, et que par une fatalité inconcevable on a donné la préférence aux alkalis caustiques; drogues qui n'ont pu empêcher les lumières de s'éteindre dans le gaz méphitique, les

---

(43) *Observations sur les fosses, p. 14 et 15.*

animaux et les hommes d'y mourir, d'autres d'y être asphixiés. On ne revient pas aisément d'une telle méprise, tant il est vrai qu'il est facile de tomber dans l'erreur! mais il est difficile d'en ſortir. Vous en avez donné une preuve. Enfin, pour me combattre, vous êtes tombé de Caribde en Sylla (44).

Ce n'est pas assez, Monsieur, de vous avoir convaincu par vos propres expériences, par celles de M. Lavoisier, et par les expressions de l'un et de l'autre, il faut encore vous convaincre tous les deux par des faits irrésistibles; comparez-les avec vos malheureuses expériences de 1778, 1780 et 1781. Enfin que M. Lavoisier les compare avec celles qu'il a faites en 1774.

Rapport fait à M. Lenoir, lieutenant-général de police de Paris, le 12 mars 1782, par un inspecteur de police.

" Monsieur, j'ai l'honneur de vous rendre compte „ que lundi 11 du courant, rentrant chez moi ſur les „ dix heures du matin après ma tournée rue Neuve-ſaint-„ Laurent, je trouvai un attelier de paveurs aux répa-„ rations, à la tête duquel étoit le nommé Fleury, qui „ relevoit le pavé devant la porte cochère du ſieur Citron, „ maître boucher. Je fus ſaiſi de l'odeur fétide qui en ſortoit, „ occasionnée par le ſang qui depuis nombre d'années „ filtroit entre le pavé; et je trouvai les nommés Marc „ et Longcham, compagnons paveurs, frappés de cette „ odeur, le premier aux yeux et à la gorge, et le „ dernier des maux de cœur. Je fus à l'instant chez „ l'épicier prendre trois demi-ſeptiers de vinaigre, que

(44) *Académie de chir. préf. t. 1.*

je mis dans pareille quantité d'eau; je le répandis sur le pavé et sur la terre; j'en versai sur les mains de ces deux hommes et leur en fis respirer, ce qui les mit deux minutes après en état de continuer leur besogne. Comme ils continuoient à relever le pavé, je fus de rechef chercher une chopine de vinaigre que je jetai, comme j'avois fait, sur le nouveau pavé et sur la terre. Les maisons adjacentes, et sur-tout les boutiques, étoient infectées de cette odeur, qui cessa après mon opération; ce qui m'attira beaucoup de remercîments, que je reçus non pour moi, mais pour M. Janin, qui a mis, Monsieur, vos officiers à portée de rendre des services à l'humanité „.

Signé, FIEVILLE, inspecteur de police.

Voilà une moffète qui a été détruite dans un instant ar le moyen du vinaigre; " car la présence de la moffète (dit M. Gardane) se manifeste par le picottement des yeux, le resserrement de la poitrine et du gosier „.

La mauvaise odeur est donc méphitique.

Voici de nouveaux faits qui démontrent, sans replique, e cet acide est le vainqueur du plus haut degré du éphitisme (45). " On reconnoît la présence du méphitis-e (dit la société de médecine) quand la lumière s'y éteint.

" Je soussigné, maître en pharmacie de la ville de Lyon (46), certifie qu'il y a quatre mois un cadavre fut inhumé dans un caveau situé dans le cœur de l'église de Saint-Benoît : ce caveau a été ouvert, il y a quinze jours, pour y descendre un autre corps.

---

(45) *Catéch. sur les asph.* 15.

(46) *préf. de son pr. vol.* p. *xxij*.

„ Les religieuses qui se présentèrent pour y descendre „ avoient chacune un cierge allumé à la main ; à peine „ furent-elles à l'entrée du caveau, *que toutes les lu-„ mières furent éteintes ;* on les raluma, *elles s'éteignirent „ de nouveau ;* on lia quatre cierges ensemble, *les lumiè-„ res quoique réunies ne résistèrent pas mieux à la vapeur „ méphitique ; enfin un gros flambeau s'y éteignit de même. „ L'odeur qui s'exhaloit de ce caveau étoit des plus fétides.* „ Il y avoit à craindre quelque fâcheux événement, „ *sur-tout après l'extinction des lumières.* Étant present, „ il étoit du devoir de mon ministère d'y remédier, et „ de prévenir tout accident. En conséquence je mis en „ pratique la découverte de M. Janin : je versai dans „ ce caveau du vinaigre en l'aspergeant ; *dans l'instant „ l'odeur infecte fut anéantie.* Alors on y présenta de „ nouvelles lumières, *qui ne souffrirent plus d'altération, „ même au fond du caveau ; ce qui détermina plusieurs „ religieuses à y descendre : elles n'y furent du tout pas „ incommodée ; cependant elles y séjournèrent un assez „ long espace de temps, puisqu'elles déshabillèrent la „ défunte et la mirent dans son suaire, ainsi qu'il est „ d'usage dans ce monastère.*

„ J'atteste encore qu'une personne, peu de temps „ après qu'elle eût expiré des suites d'une fièvre „ maligne, son cadavre répandoit *une odeur si horrible*, „ qu'on ne pouvoit rester ni dans la chambre où il „ étoit ni dans les appartements voisins, s'en s'y trouver „ très incommodé. Je fis mettre du vinaigre en évapo-„ ration, et j'en fis répandre sur ce corps infect ; dès-„ lors la vapeur méphitique cessa d'altérer l'air environ-„ nant, et ne se renouvella point pendant les vingt-„ quatre heures qui précédèrent l'enterrement. Le tout

„ contenant vérité, j'ai cédé la présente déclaration à „ M. Janin, pour lui servir et valoir ainsi que de raison. „ A Lyon, ce 28 août 1782 „. *Signé*, COUZE.

“Nous soussignées, après avoir pris lecture du certificat „ qui a été remis à M. Janin-de-Combe-Blanche par M. „ Couze, notre apothicaire, en date du 28 août de l'année „ dernière, déclarons et attestons que l'exposé qu'a fait „ M. Couze de l'événement arrivé dans notre caveau „ sépulcral, est conforme à la vérité. Nous ajoutons „ que *depuis cette heureuse expérience du vinaigre, nous „ avons répandu de cet acide dans ledit caveau toutes les „ fois qu'on l'a ouvert, et qu'il a constamment produit les „ mêmes bons effets, en détruisant la mauvaise odeur. Depuis „ cette époque les lumières ne s'y sont plus éteintes, et aucune „ de nos religieuses qui y sont descendues n'a été incommodée.* „ Nous devons à M. Janin, par reconnoissance, ce „ témoignage du succès de sa découverte, en foi de ce. „ A Lyon, dans notre monastère de Saint-Benoît, le „ 30 octobre 1783 „.

Signées, sœur Anne TROLLIER-DE-MEXIMIEUX, sous-supérieure de Saint-Benoît; sœur Saint-Gérôme GERMAIN, doyenne; sœur Saint-Antoine DUFRÈNE; discrète sœur Héleine GIRARDON; discrète sœur Sainte-Félicité GROLLIER; discrète sœur Sainte-Gertrude RENAUD.

Le vinaigre a fait cesser dans un instant la moffète d'un pavé relevé, d'un tombeau, les exhalaisons infectes d'un cadavre; *ce que n'ont pu faire la chaux en poudre, le feu, ni une muraille élevée en contre-mur.* Voilà des faits péremptoires qui prouvent que le vinaigre est l'antiméphitique par excellence. Qui osera soutenir maintenant que cet acide ne détruit pas le méphitisme? Si quelqu'un l'ose, je lui demanderai : qu'est-ce que le méphitisme?

Tous les physiciens répondent que c'est une vapeur dangereuse à respirer, qu'elle tue les hommes et les animaux, qu'elle éteint les lumières. Eh bien ! je viens de prouver par un grand nombre d'autorités, par des faits bien avérés, par vos expériences et celles de M. Lavoisier, que l'alkali volatil putride produit tous ces funestes effets, et que la chaux le développe plus abondamment, au point de causer des accidents; et lorsque je neutralise ce sel volatil avec le vinaigre, vous prétendez que c'est ce qui en a *imposé* aux commissaires que le ministre avoit nommés pour vérifier mes succès ? mais cet alkali putride en a-t-il imposé aux lumières qui s'y sont éteintes ? en a-t-il imposé aux oiseaux et aux chats que vous y avez fait périr ? en a-t-il imposé aux six vuidangeurs qui furent asphixiés pendant vos expériences de 1778 ? enfin en a-t-il imposé aux quatre ouvriers qui sont morts dans l'égout de la porte saint-Antoine, et aux maçons de la rue des Gravilliers, sans compter ceux qui en ont été malades ? Certainement les organes de mes premiers commissaires étoient bien aussi délicats et aussi sensibles que ceux de ces onze victimes de l'alkali putride; car avant que d'attester mes succès, ces hommes illustres, animés par le zèle que leur inspiroit l'humanité, ont vérifié à chacune de mes expériences l'influence de l'alkali volatil fétide sur leur odorat. Pouvoient-ils se refuser à l'odorat ? pouvoient-ils se refuser à l'évidence, lorsqu'ils ont reconnu que le vinaigre avoit réellement détruit le piquant et la puanteur des latrines ? Vous-même avez fait imprimer dans votre critique, que le vinaigre neutralise l'alkali volatil des fosses; vous convenez donc de mes succès. Je prends acte de votre déclaration. L'académie et autres savants m'ayant fourni des preuves, ainsi que vous, que *la mauvaise odeur n'est due qu'à l'alkali volatil*; il ſuit de là qu'on ne peut neutraliser la cause ſans détruire l'effet. Je conclus, avec le docteur Piestch, que la putréfaction ne produit que des ſels volatils alkalis. C'est là (dit-il) " une chose toute décidée et qui n'a plus besoin " de preuves ".

Je présume que ma réponse à votre premier chef d'accusation, et à celle de M. Lavoisier, est plus que ſuffisante (47): les preuves contre vous ſont abondantes; elles ſont étayées par des faits nombreux, par des accidents causés non par un gaz acide, mais par l'alkali volatil, bien constatées par vos expériences et celles de M. Lavoisier, en employant un alkali caustique, qui bien loin de neutraliser ce gaz, l'a développé d'après ſon propre aveu et le vôtre, et a porté atteinte aux vuidangeurs, en leur causant la mitte, l'asphixie, la mort. Que de preuves du non-ſuccès de M. Cadet! malgré cela ſes commissaires lui ont été favorables.

Les bornes d'une lettre ne me permettent pas de donner ici la réponse à vos deux autres chefs d'accusation. Je ne perdrai pas de vue cet objet, ce qui me fournira l'occasion de m'occuper plus long-temps de vous, Monsieur, et ſur-tout du bien public que cette discussion intéresse plus particulièrement. Je ſuis, &c.

JANIN, auteur de l'Antiméphitique.

Lyon, ce 30 octobre 1783.

---

(47) *Dissertation ſur le ...re, qui a remporté le prix de l'académie de Berlin.*

APPROBATION
DU CENSEUR ROYAL.

MONSIEUR le Lieutenant-général de police à Lyon, m'ayant invité à censurer un manuscrit intitulé : *Seconde lettre de M. Janin-de-Combe-Blanche à M. Cadet, de l'académie royale des ſciences de Paris, &c.* j'ai ſcrupuleusement examiné ſi dans la chaleur de la discussion laborieuse où l'auteur est entré des opinions de diverses personnes considérables, il n'étoit pas ſorti des égards personnels que nos mœurs et nos loix réclament. Sous ce point de vue, il me paroît que cet ouvrage ne contient rien qui puisse en empêcher l'impression. A Lyon, ce 3 décembre 1783.

Signé, BRISSON.

PERMISSION.

VU l'approbation du Censeur royal, permis d'imprimer par nous Maire et Echevins, lieutenants généraux de police, et à la charge de ſe conformer aux règlements concernant la librairie. A Vienne, le 6 décembre 1783.

Signés, GINET, maire ; RONIN, RIGOLLIER, échevins.

www.ingramcontent.com/pod-product-compliance
Ingram Content Group UK Ltd.
Pitfield, Milton Keynes, MK11 3LW, UK
UKHW020219180726
13838UKWH00005B/2086